fortement recommandé de consulter un professionnel de la santé ou un thérapeute qualifié pour toute question médicale ou sexuelle.

Endurance Sexuelle d'Hercule

Le guide complet pour durer plus longtemps au lit comme un dieu

Dr. Steve JC

© 2023 Dr. Steve JC, sexologue

Tous droits réservés.

Aucune partie de cette publication ne peut être reproduite, distribuée ou transmise sous quelque forme que ce soit, y compris la photocopie, l'enregistrement ou tout autre moyen électronique ou mécanique, sans l'autorisation préalable écrite de l'auteur, sauf dans le cas des brèves citations intégrées dans des critiques ou des articles de presse.

Date de publication : 10 septembre 2023

Les informations fournies dans ce livre sont destinées à des fins éducatives et informatives uniquement. Elles ne remplacent en aucun cas les conseils médicaux ou professionnels. L'auteur et l'éditeur déclinent toute responsabilité quant à l'utilisation incorrecte ou inappropriée des informations contenues dans ce livre. Il est

Contenu

- Présentation de l'importance de la performance sexuelle et de l'endurance au lit.
- Justification du besoin d'un guide complet sur le sujet.
- Aperçu des principales idées et stratégies abordées dans le livre.

Chapitre 1 : Comprendre l'Endurance Sexuelle

- Définition de l'endurance sexuelle.
- Les mythes courants sur l'endurance sexuelle.
- L'importance de l'endurance pour la satisfaction sexuelle.

Chapitre 2 : Les Facteurs Affectant l'Endurance Sexuelle

- Les facteurs physiologiques.
- Les facteurs psychologiques.
- Les facteurs relationnels.
- Les facteurs liés au mode de vie.

Chapitre 3 : L'Importance de la Communication

- La communication avec son partenaire.
- La communication avec un professionnel de la santé.
- L'importance de l'ouverture et de la compréhension mutuelle.

Chapitre 4 : Techniques de Gestion du Stress et de la Performance

- La relaxation.
- La méditation.
- La respiration.
- L'exercice physique.

Chapitre 5 : Pratiquer la Technique de l'Arrêt-Redémarrage

- Explication de la technique.
- Comment la pratiquer efficacement.
- Les avantages de la technique.

Chapitre 6 : Exercices de Renforcement du Plancher Pelvien

- L'importance du plancher pelvien.
- Exercices de renforcement.
- Les avantages pour l'endurance sexuelle.

Chapitre 7 : L'Alimentation et les Suppléments pour l'Endurance Sexuelle

- Aliments bénéfiques pour l'endurance.
- Suppléments qui peuvent aider.
- Les effets de l'alcool, du tabac et de la drogue sur l'endurance.

Chapitre 8 : Conseils pour une Vie Sexuelle Épanouissante

- L'importance de la variété.
- L'exploration sexuelle avec son partenaire.
- L'importance des préliminaires.

Chapitre 9 : Quand Consulter un Professionnel

- Les signes indiquant qu'il est temps de consulter.
- Comment trouver un professionnel de confiance.

Chapitre 10 : Récapitulatif et Perspectives d'Avenir

- Résumé des principales stratégies et techniques.
- Encouragement à poursuivre une vie sexuelle épanouissante et saine.

Conclusion

- Rappel de l'importance de l'endurance sexuelle.
- Encouragement à mettre en pratique les conseils du livre.
- Reconnaissance des lecteurs pour leur intérêt.

Introduction

La sexualité est une part essentielle de notre vie, une expression de l'amour, de la passion et de la connexion entre partenaires. Lorsque cette expérience est épanouissante et satisfaisante, elle peut renforcer les liens intimes et apporter un sentiment de bien-être à tous les aspects de notre existence. Cependant, il est indéniable que la performance sexuelle, et plus particulièrement l'endurance au lit, est souvent source de préoccupations pour de nombreuses personnes.

L'endurance sexuelle, la capacité de maintenir des rapports sexuels satisfaisants pendant une période prolongée, est un élément clé de la sexualité épanouissante. Pourtant, il s'agit d'un sujet entouré de mystère, de malentendus et parfois même de honte. Il est temps de briser ces barrières et d'explorer ouvertement ce domaine crucial de notre vie intime.

Pourquoi un guide complet sur l'endurance sexuelle ?

Ce livre, "Endurance Sexuelle d'Hercule : Le Guide Complet pour durer Plus Longtemps au Lit Comme un Dieu", a pour but de démystifier l'endurance sexuelle, de fournir des informations précises et d'aider les individus à améliorer leur performance au lit. Vous n'avez pas besoin d'être un dieu ou une déesse pour vivre une vie sexuelle épanouissante. Vous avez seulement besoin de connaissances, de confiance et de quelques techniques éprouvées.

Notre société moderne est inondée de conseils contradictoires, de produits miracles et d'attentes irréalistes en matière de sexualité. Il est temps de séparer le mythe de la réalité et de prendre le contrôle de votre vie sexuelle. Ce guide vous aidera à comprendre les facteurs qui influencent votre endurance sexuelle, à apprendre des techniques pratiques pour améliorer votre performance, et à favoriser une communication ouverte avec votre partenaire.

Aperçu des principales idées et stratégies

Au fil des pages de ce livre, nous explorerons en détail les facteurs physiologiques, psychologiques, relationnels et liés au mode de vie qui influencent votre endurance sexuelle. Vous découvrirez des conseils pratiques sur la gestion du stress, la communication avec votre partenaire, les techniques de l'arrêt-redémarrage, les exercices de renforcement du plancher pelvien, l'importance de l'alimentation et des suppléments, ainsi que bien d'autres stratégies pour améliorer votre endurance au lit.

Nous mettrons également l'accent sur l'importance de vivre une vie sexuelle épanouissante, riche en variété, en exploration et en préliminaires. Enfin, nous discuterons du moment opportun pour consulter un professionnel de la santé sexuelle, si cela s'avère nécessaire.

Ce livre est destiné à vous donner les connaissances et les outils dont vous avez besoin pour atteindre une meilleure endurance sexuelle et une plus grande satisfaction dans votre vie intime. Il est temps de prendre en main votre sexualité et de vivre une expérience épanouissante, pleine de confiance et de plaisir. Vous êtes prêt à vous lancer dans ce voyage vers une meilleure performance sexuelle ? Alors, commençons.

Chapitre 1 : Comprendre l'Endurance Sexuelle

L'endurance sexuelle est un domaine complexe et souvent mal compris de la sexualité humaine. Pourtant, elle joue un rôle essentiel dans la satisfaction sexuelle et le bien-être général. Dans ce premier chapitre, nous allons plonger en profondeur pour comprendre ce qu'est réellement l'endurance sexuelle, pourquoi elle est importante et comment elle peut influencer notre expérience intime.

Définition de l'Endurance Sexuelle

L'endurance sexuelle est la capacité d'un individu à maintenir une activité sexuelle satisfaisante pendant une période prolongée. Cette définition va bien au-delà de la simple capacité à durer plus longtemps au lit, car elle englobe un éventail de composantes qui contribuent à une expérience sexuelle épanouissante. Il est essentiel de comprendre que l'endurance sexuelle ne se limite pas à la performance physique, mais qu'elle est également liée à des aspects physiologiques, psychologiques, relationnels et liés au mode de vie.

Les Mythes Courants sur l'Endurance Sexuelle

Un des obstacles majeurs à la compréhension de l'endurance sexuelle est la prolifération de mythes et d'idées fausses. L'un des mythes les plus répandus est que l'endurance sexuelle est principalement une question de performance physique. Beaucoup de gens croient à tort que la taille des organes génitaux, la virilité ou la force physique sont les facteurs clés pour avoir une bonne endurance sexuelle. Cependant, cette croyance est erronée. L'endurance sexuelle est une question de compréhension de son propre corps, de gestion des émotions et de communication avec son partenaire.

Un autre mythe courant est que l'endurance sexuelle est innée, que l'on est né avec une endurance particulière et que rien ne peut être fait pour l'améliorer. C'est une idée décourageante pour de nombreuses personnes qui souhaitent améliorer leur endurance. La vérité est que, comme toute compétence, l'endurance sexuelle peut être développée et améliorée avec du temps, de la pratique et des connaissances.

L'Importance de l'Endurance pour la Satisfaction Sexuelle

Pourquoi l'endurance sexuelle est-elle importante ? La réponse est simple : elle joue un rôle crucial dans la satisfaction sexuelle. Une endurance accrue permet de prolonger le plaisir sexuel et d'explorer davantage les plaisirs partagés avec son partenaire. Elle permet de créer des expériences intimes plus riches et plus épanouissantes.

L'endurance sexuelle va au-delà de la simple prolongation de l'acte sexuel. Elle englobe la capacité à maintenir l'excitation sexuelle, à retarder l'éjaculation (dans le cas des hommes), à éprouver du plaisir tout au long de l'expérience sexuelle et à être pleinement présent dans le moment. Cela signifie que l'endurance sexuelle est essentielle pour atteindre l'orgasme de manière satisfaisante, à la fois pour les hommes et les femmes.

Une endurance sexuelle améliorée favorise également une meilleure connexion émotionnelle avec le partenaire. Les couples qui peuvent partager des moments intimes plus longs et plus satisfaisants sont souvent plus en harmonie et plus proches l'un de l'autre.

En résumé, ce premier chapitre a jeté les bases de notre exploration de l'endurance sexuelle. Nous avons clarifié sa définition, démystifié les mythes qui l'entourent et souligné son importance pour une vie sexuelle satisfaisante. L'endurance sexuelle n'est pas un don réservé à quelques privilégiés, mais une compétence que tout le monde peut développer. Dans les chapitres suivants, nous plongerons plus profondément dans les facteurs qui influencent l'endurance sexuelle et examinerons des techniques pratiques pour l'améliorer. Il est temps de démystifier davantage ce sujet et de découvrir comment vous pouvez devenir le maître de votre propre endurance sexuelle.

Chapitre 2 : Les Facteurs Affectant l'Endurance Sexuelle

L'endurance sexuelle n'est pas simplement une question de force physique ou de volonté. Elle est influencée par une multitude de facteurs qui interagissent pour créer une expérience sexuelle unique à chaque individu. Dans ce chapitre, nous explorerons en détail les facteurs qui affectent l'endurance sexuelle, qu'ils soient physiologiques, psychologiques, relationnels ou liés au mode de vie.

Les Facteurs Physiologiques

Les aspects physiologiques jouent un rôle central dans l'endurance sexuelle. Comprendre comment fonctionne votre corps est essentiel pour améliorer votre endurance. Voici quelques-uns des facteurs physiologiques clés :

1. Le système nerveux et l'éjaculation : Dans le cas des hommes, le système nerveux a un impact significatif sur l'éjaculation précoce. Une hypersensibilité du gland, par exemple, peut entraîner une éjaculation rapide. Comprendre comment réguler la stimulation nerveuse peut aider à retarder l'éjaculation.

2. Le système circulatoire : Une circulation sanguine saine est essentielle pour maintenir une érection et prolonger l'activité sexuelle. Des problèmes de circulation peuvent entraîner des difficultés à maintenir une érection ou à maintenir le plaisir sexuel.

3. Les hormones : Les hormones jouent un rôle essentiel dans la régulation de la fonction sexuelle. Des niveaux d'hormones déséquilibrés peuvent affecter la libido, l'excitation et la performance sexuelle.

4. La musculature : Les muscles du plancher pelvien sont directement impliqués dans l'endurance sexuelle. Les exercices de renforcement de ces muscles peuvent aider à améliorer le contrôle sur l'éjaculation.

Les Facteurs Psychologiques

La psychologie joue également un rôle majeur dans l'endurance sexuelle. Les émotions, la confiance en soi et l'état mental peuvent avoir un impact significatif sur la performance sexuelle. Voici quelques-uns des facteurs psychologiques qui entrent en jeu :

1. L'anxiété sexuelle : L'anxiété liée à la performance sexuelle peut provoquer une excitation précoce et contribuer à l'éjaculation précoce. L'apprentissage de techniques de gestion de l'anxiété est essentiel.

2. La confiance en soi : Une faible estime de soi peut entraîner des problèmes d'endurance sexuelle. La confiance en soi sexuelle est un élément clé pour prolonger le plaisir sexuel.

3. La concentration : Être pleinement présent dans le moment présent est crucial pour maintenir l'excitation sexuelle et prolonger l'endurance. La distraction mentale peut entraîner une perte d'endurance.

4. Les expériences passées : Les expériences sexuelles passées, en particulier les traumatismes sexuels, peuvent avoir un impact durable sur l'endurance sexuelle. La thérapie peut être nécessaire pour résoudre ces problèmes.

Les Facteurs Relationnels

La qualité de la relation entre partenaires joue un rôle essentiel dans l'endurance sexuelle. Une communication ouverte, la compréhension mutuelle et la connexion émotionnelle peuvent améliorer l'endurance. Voici quelques-uns des facteurs relationnels importants :

1. Communication : Parler ouvertement de ses besoins et de ses désirs sexuels avec son partenaire est essentiel pour une vie sexuelle satisfaisante. La communication peut aider à réduire le stress et l'anxiété liés au sexe.

2. La connexion émotionnelle : Se sentir connecté émotionnellement avec son partenaire peut améliorer la confiance et l'intimité, ce qui contribue à une meilleure endurance sexuelle.

3. La compréhension mutuelle : Les partenaires qui comprennent les besoins et les limites sexuelles de l'autre sont plus susceptibles de créer une expérience sexuelle positive et durable.

Les Facteurs Liés au Mode de Vie

Enfin, les choix de mode de vie jouent un rôle significatif dans l'endurance sexuelle. Des habitudes de vie saines peuvent améliorer la fonction sexuelle, tandis que des comportements néfastes peuvent la compromettre. Voici quelques-uns des facteurs liés au mode de vie :

1. Alimentation et exercice : Une alimentation équilibrée et l'exercice physique régulier favorisent une meilleure circulation sanguine, ce qui peut améliorer l'endurance sexuelle.

2. Sommeil : Un sommeil suffisant est essentiel pour la fonction sexuelle. La fatigue peut entraîner une baisse de la libido et des problèmes d'endurance.

3. Consommation d'alcool et de substances : L'abus d'alcool et de drogues peut avoir un impact négatif sur la fonction sexuelle, y compris l'endurance.

Au final, l'endurance sexuelle est influencée par une variété de facteurs, qu'ils soient physiologiques, psychologiques, relationnels ou liés au mode de vie. Comprendre ces facteurs est la première étape vers l'amélioration de votre endurance sexuelle. Dans les chapitres suivants, nous explorerons des techniques pratiques pour gérer ces facteurs et améliorer votre performance sexuelle. Il est temps de prendre le contrôle de votre vie sexuelle et de travailler vers une endurance qui vous permettra de profiter pleinement de chaque moment intime.

Chapitre 3

L'Importance de la Communication dans l'Endurance Sexuelle

La communication est un élément fondamental de toute relation réussie, y compris de celle que vous entretenez avec votre partenaire sur le plan sexuel. Dans ce chapitre, nous explorerons en profondeur l'importance de la communication pour l'endurance sexuelle. Nous examinerons comment une communication ouverte, honnête et respectueuse peut avoir un impact significatif sur la qualité de votre vie sexuelle, tout en réduisant le stress et l'anxiété qui peuvent entraver votre performance.

La Communication : Fondement d'une Vie Sexuelle Épanouissante

La communication est la clé pour comprendre les besoins, les désirs et les limites de votre partenaire, ainsi que pour exprimer les vôtres. Elle permet de créer un environnement où les deux partenaires se sentent entendus, respectés et en sécurité pour partager leurs fantasmes, leurs préoccupations et leurs attentes sexuelles.

1. Ouvrir la Porte à la Compréhension Mutuelle

La communication ouverte est la première étape pour favoriser la compréhension mutuelle entre les partenaires. En parlant librement de vos désirs et de vos préférences, vous aidez votre partenaire à mieux comprendre ce qui vous excite et ce qui vous satisfait. Cela crée une opportunité pour aligner vos attentes mutuelles et pour explorer ensemble de nouvelles dimensions de votre intimité.

La communication ouverte permet également de dissiper les malentendus potentiels. Souvent, les gens ont des idées préconçues sur ce que leur partenaire veut ou n'aime pas au lit. En discutant de vos préférences, vous pouvez corriger ces malentendus et éviter des situations embarrassantes ou frustrantes.

2. Réduire le Stress et l'Anxiété

L'anxiété sexuelle liée à la performance est une préoccupation courante pour de nombreuses personnes. Elle peut provoquer une excitation précoce, une éjaculation prématurée ou même une incapacité à maintenir une érection. La communication joue un rôle majeur dans la réduction de ce stress et de cette anxiété.

En partageant vos inquiétudes avec votre partenaire, vous pouvez les démystifier. Votre partenaire peut vous rassurer, vous soutenir et vous aider à dédramatiser la situation. Ensemble, vous pouvez trouver des solutions pour gérer l'anxiété sexuelle, que ce soit par le biais de techniques de relaxation, de conseils ou de modifications de vos pratiques sexuelles.

3. Créer un Espace de Confiance

La communication ouverte crée un espace où les deux partenaires se sentent en confiance pour exprimer leurs besoins et leurs limites. Cela favorise une relation sexuelle épanouissante, où chacun se sent libre d'explorer et d'expérimenter sans crainte de jugement ou de rejet.

La confiance est essentielle pour maintenir une endurance sexuelle optimale. Lorsque vous savez que vous pouvez compter sur le soutien et la compréhension de votre partenaire, vous êtes plus à l'aise et plus détendu pendant l'activité sexuelle. Cela vous permet de vous concentrer sur le plaisir et la satisfaction, plutôt que sur les soucis et les doutes.

Les Techniques de Communication pour une Endurance Sexuelle Améliorée

Maintenant que nous avons établi l'importance de la communication dans l'endurance sexuelle, explorons quelques techniques de communication spécifiques qui peuvent vous aider à améliorer votre vie sexuelle. Ces techniques vous aideront à mieux comprendre votre partenaire, à exprimer vos besoins et à gérer l'anxiété sexuelle.

1. Écoute Active

L'écoute active est une compétence cruciale pour une communication efficace. Cela signifie être pleinement présent lorsque votre partenaire parle, en écoutant attentivement ce qu'il ou elle dit, sans interrompre ni juger. L'écoute active permet de montrer à votre partenaire que vous vous souciez de ses pensées et de ses sentiments.

Lorsque vous écoutez activement, vous êtes en mesure de mieux comprendre les besoins et les désirs de votre partenaire. Cela crée une base solide pour l'alignement des attentes et pour une meilleure coordination pendant l'activité sexuelle.

2. Parler de Fantasmes

Les fantasmes sexuels font partie intégrante de la sexualité humaine. Pourtant, beaucoup de gens hésitent à en parler avec leur partenaire par crainte de paraître étranges ou déviants. La communication ouverte sur les fantasmes peut être extrêmement épanouissante.

Encouragez-vous mutuellement à partager vos fantasmes les plus profonds et les plus intimes. Expliquez ce qui vous excite et ce qui vous attire. Vous pourriez découvrir que vos fantasmes se rejoignent et que vous pouvez les réaliser ensemble, ce qui peut grandement améliorer votre endurance sexuelle.

3. Exprimer les Besoins et les Limites

Il est essentiel de communiquer clairement vos besoins et vos limites sexuelles à votre partenaire. Si vous avez des préférences particulières, des zones érogènes spécifiques ou des pratiques que vous souhaitez explorer, dites-le ouvertement. De même, si vous avez des limites ou des choses que vous ne souhaitez pas faire, il est important de les communiquer également.

Exprimer vos besoins et vos limites crée un espace où vous pouvez vous sentir à l'aise et respecté. Cela vous permet de vous détendre davantage pendant l'activité sexuelle, sachant que vous êtes sur la même longueur d'onde que votre partenaire.

4. Gérer l'Anxiété Sexuelle Ensemble

Si vous ou votre partenaire souffrez d'anxiété sexuelle liée à la performance, travaillez ensemble pour la gérer. Encouragez-vous mutuellement à parler de vos inquiétudes et de vos expériences. Soyez compréhensif et offrez un soutien inconditionnel.

Vous pouvez également explorer des techniques de gestion de l'anxiété sexuelle ensemble. La méditation, la respiration profonde et les exercices de relaxation peuvent être efficaces pour réduire le stress avant et pendant l'activité sexuelle.

La Communication comme Fondement de l'Endurance Sexuelle

La communication est un pilier essentiel de l'endurance sexuelle. Elle favorise la compréhension mutuelle, réduit le stress et l'anxiété, crée un espace de confiance et permet d'explorer ensemble de nouvelles dimensions de votre intimité. En utilisant les techniques de communication que nous avons explorées, vous pouvez renforcer la connexion avec votre partenaire et améliorer votre endurance sexuelle de manière significative.

Rappelez-vous que la communication est un processus continu. Plus vous parlez ouvertement avec votre partenaire, plus vous renforcez votre connexion émotionnelle et sexuelle. Explorez vos désirs, vos fantasmes et vos limites ensemble, et soyez prêts à ajuster votre communication en fonction de l'évolution de votre relation et de vos besoins individuels.

Dans le prochain chapitre, nous aborderons un autre facteur essentiel de l'endurance sexuelle : la confiance en soi. Vous découvrirez comment développer une confiance en vous solide, qui est un élément clé pour maintenir une performance sexuelle satisfaisante. Restez engagés dans votre voyage vers une meilleure endurance sexuelle, car chaque étape vous rapproche d'une vie sexuelle épanouissante et durable.

Chapitre 4

Techniques de Gestion du Stress et de la Performance

Dans ce chapitre, nous plongerons au cœur des techniques de gestion du stress et de la performance, des compétences cruciales pour améliorer l'endurance sexuelle. Le stress et l'anxiété liés à la performance sont des obstacles courants qui peuvent entraver votre expérience sexuelle. En comprenant et en maîtrisant ces techniques, vous pouvez non seulement prolonger votre endurance, mais aussi créer un environnement plus épanouissant et détendu pour vous et votre partenaire.

1. La Respiration Profonde : Le Calme au Cœur de la Tempête

La respiration profonde est l'une des techniques les plus simples et les plus efficaces pour gérer le stress et l'anxiété. Elle consiste à respirer lentement et profondément, en se concentrant sur l'inhalation et l'exhalation. Voici comment elle peut vous aider :

a. Réduction de la Tension Physique : En période de stress ou d'anxiété, les muscles du corps peuvent se tendre. La respiration profonde permet de détendre ces muscles, favorisant un état de relaxation physique qui est propice à une meilleure endurance sexuelle.

b. Apaisement de l'Esprit : La respiration profonde calme le système nerveux, réduisant ainsi les pensées anxieuses. Elle permet de se concentrer sur le moment présent, plutôt que sur les préoccupations liées à la performance.

c. Gestion de l'excitation précoce : Lorsque vous sentez que vous vous rapprochez de l'excitation précoce, une respiration profonde peut vous aider à ralentir et à contrôler votre réponse sexuelle. Prenez des respirations lentes et profondes pour ralentir le rythme de l'activité sexuelle.

2. La Méditation : L'Art de la Pleine Conscience

La méditation est une technique de gestion du stress qui favorise la pleine conscience et la relaxation. Elle consiste à se concentrer sur le moment présent, à libérer les pensées distrayantes et à se détendre profondément. Voici comment la méditation peut améliorer votre endurance sexuelle :

a. Réduction du Stress Global : La méditation régulière diminue le stress général dans votre vie, ce qui peut avoir un impact positif sur votre expérience sexuelle. Un esprit plus calme et moins stressé est plus à même de gérer les défis de la performance sexuelle.

b. Contrôle de l'Anxiété sexuelle : La méditation vous apprend à reconnaître les pensées anxieuses et à les laisser passer. Cela peut être particulièrement utile pour gérer l'anxiété sexuelle liée à la performance.

c. Augmentation de la conscience corporelle : La méditation améliore votre conscience corporelle, ce qui peut vous aider à mieux percevoir les signaux de votre corps pendant l'activité sexuelle. Cela vous permet de réagir plus efficacement aux sensations physiques et d'ajuster votre rythme pour prolonger l'endurance.

3. La Relaxation Progressive : Détendre les Muscles et l'Esprit

La relaxation progressive est une technique qui consiste à détendre délibérément chaque groupe de muscles de votre corps, de la tête aux pieds. Elle peut être utilisée pour gérer le stress et l'anxiété, ainsi que pour améliorer l'endurance sexuelle. Voici comment elle fonctionne :

a. Relâchement musculaires : En relâchant les tensions musculaires, vous réduisez le stress physique qui peut être associé à l'anxiété sexuelle. Cela permet à votre corps de réagir plus efficacement aux stimuli sexuels.

b. Concentration sur le Corps : La relaxation progressive vous amène à vous concentrer sur votre corps, ce qui renforce la connexion entre l'esprit et le corps. Cela peut améliorer votre conscience corporelle pendant l'activité sexuelle.

c. Réduction de la Tension Émotionnelle : La relaxation progressive favorise également la détente émotionnelle. En libérant les tensions émotionnelles, vous êtes plus à même de vous engager pleinement dans l'expérience sexuelle sans être entravé par le stress ou l'anxiété.

4. La Visualisation Positive : Créer un Scénario Satisfaisant

La visualisation positive est une technique puissante qui consiste à imaginer des scénarios sexuels satisfaisants. Elle peut être utilisée pour renforcer la confiance en soi, réduire le stress et l'anxiété, et prolonger l'endurance. Voici comment elle peut vous aider :

a. Renforcement de la Confiance en Soi : La visualisation de scénarios sexuels réussis renforce votre confiance en vos capacités sexuelles. Plus vous avez confiance en vous, moins vous êtes susceptible de ressentir de l'anxiété liée à la performance.

b. Réduction de l'Anxiété sexuelle : La visualisation de situations sexuelles positives peut réduire l'anxiété sexuelle liée à la performance en créant des expériences mentales satisfaisantes. Cela peut vous aider à vous sentir plus à l'aise et plus détendu pendant l'activité sexuelle réelle.

c. Prolongement de l'endurance : La visualisation de la prolongation de l'activité sexuelle dans votre esprit peut vous aider à maintenir un rythme plus lent et à prolonger l'endurance. Vous pouvez imaginer des moments de pause ou de contrôle lorsque vous en avez besoin.

En fin de compte, les techniques de gestion du stress et de la performance sont des outils précieux pour améliorer votre endurance sexuelle. La respiration profonde, la méditation, la relaxation progressive et la visualisation positive peuvent tous contribuer à réduire le stress et l'anxiété, ce qui vous permet de profiter pleinement de votre vie sexuelle. En les intégrant à votre routine, vous renforcez vos compétences pour gérer les défis liés à la performance et créer un environnement intime plus détendu et satisfaisant.

Chapitre 5

Pratiquer la Technique de l'Arrêt-Redémarrage

La technique de l'arrêt-redémarrage est une méthode éprouvée pour améliorer l'endurance sexuelle en prolongeant le plaisir et en retardant l'éjaculation. Dans ce chapitre, nous explorerons en détail cette technique, en vous guidant à travers les étapes pour la pratiquer avec succès. En comprenant comment fonctionne cette méthode et en l'intégrant dans votre vie sexuelle, vous serez en mesure de prolonger votre endurance et d'offrir à vous-même et à votre partenaire une expérience sexuelle plus satisfaisante.

1. Comprendre la Technique de l'Arrêt-Redémarrage

La technique de l'arrêt-redémarrage est une approche comportementale qui vise à retarder l'éjaculation en contrôlant l'excitation sexuelle. Elle peut être pratiquée seul ou avec un partenaire. Voici comment elle fonctionne :

a. Phase d'excitation : Lors de l'activité sexuelle, il y a une phase d'excitation où l'excitation sexuelle augmente. Au fur et à mesure que l'excitation augmente, vous vous rapprochez de l'éjaculation.

b. Point de Non-Retour : Avant l'éjaculation, il y a un point de non-retour où il devient très difficile, voire impossible, de retarder l'éjaculation. C'est à ce moment-là que la technique de l'arrêt-redémarrage intervient.

c. Arrêt : Lorsque vous approchez du point de non-retour, vous interrompez l'activité sexuelle ou la stimulation. Cela peut signifier arrêter les mouvements, retirer temporairement le pénis du vagin ou cesser toute stimulation.

d. Redémarrage : Après avoir arrêté, vous attendez quelques instants jusqu'à ce que l'excitation redescende légèrement. Ensuite, vous pouvez reprendre l'activité sexuelle ou la stimulation. Ce cycle d'arrêt-redémarrage peut être répété plusieurs fois pendant une session sexuelle.

2. Les Avantages de la Technique de l'Arrêt-Redémarrage

La technique de l'arrêt-redémarrage offre plusieurs avantages qui contribuent à améliorer l'endurance sexuelle :

a. Contrôle de l'Éjaculation : La technique vous permet de prendre le contrôle de votre éjaculation en apprenant à reconnaître votre point de non-retour et en le retardant. Cela vous permet de prolonger le plaisir pour vous-même et votre partenaire.

b. Réduction de l'Anxiété : En sachant que vous avez une méthode pour contrôler l'éjaculation, vous réduisez l'anxiété liée à la performance. Cela vous permet de vous sentir plus à l'aise et plus détendu pendant l'activité sexuelle.

c. Exploration Sensuelle : La technique de l'arrêt-redémarrage encourage une exploration plus lente et plus sensuelle de l'intimité. Elle favorise une connexion plus profonde entre les partenaires, car elle nécessite une communication ouverte et une compréhension mutuelle des signaux corporels.

d. Pratique en Solo ou en Couple : Vous pouvez pratiquer la technique seul pour développer vos compétences, puis l'intégrer dans votre vie sexuelle en couple. Cela permet à votre partenaire de participer activement à l'amélioration de votre endurance.

3. Étapes pour Pratiquer la Technique de l'Arrêt-Redémarrage

La pratique de la technique de l'arrêt-redémarrage peut être divisée en étapes simples pour maximiser son efficacité. Voici comment vous pouvez la mettre en œuvre avec succès :

a. Préparation : Commencez par vous assurer que vous et votre partenaire êtes dans un environnement confortable et détendu. La communication ouverte est essentielle, alors assurez-vous que vous pouvez parler ouvertement de vos préoccupations et de vos désirs.

b. Stimulation initiale : Commencez l'activité sexuelle normalement, en vous concentrant sur les sensations et le plaisir mutuel. À mesure que l'excitation augmente, soyez attentif à votre niveau d'excitation et à la proximité de votre point de non-retour.

c. Arrêt : Lorsque vous sentez que vous approchez du point de non-retour, arrêtez-vous ou demandez à votre partenaire d'arrêter la stimulation. Prenez quelques instants pour respirer profondément et vous détendre.

d. Redémarrage : Après avoir arrêté, attendez que l'excitation redescende légèrement. Vous pouvez utiliser ce temps pour explorer d'autres formes de stimulation, telles que les caresses, les baisers ou la communication érotique. Ensuite, reprenez l'activité sexuelle ou la stimulation.

e. Répétition : Répétez le cycle d'arrêt-redémarrage autant de fois que nécessaire pour prolonger le plaisir et retarder l'éjaculation. Plus vous pratiquez cette technique, plus vous serez en mesure de reconnaître et de contrôler votre point de non-retour.

f. Communication : La communication ouverte avec votre partenaire est essentielle pendant cette pratique. Partagez vos sensations, demandez à votre partenaire de vous donner des indices sur votre niveau d'excitation, et soyez à l'écoute de ses besoins et de ses désirs.

g. Satisfaction mutuelle : L'objectif de la technique de l'arrêt-redémarrage est de créer une expérience sexuelle satisfaisante pour les deux partenaires. Assurez-vous de prendre en compte les besoins et les désirs de votre partenaire, et n'hésitez pas à ajuster la pratique en conséquence.

4. Patience et Persévérance

La technique de l'arrêt-redémarrage demande de la patience et de la persévérance. Il peut falloir du temps pour maîtriser cette méthode et voir des résultats significatifs. Soyez donc patient avec vous-même et avec votre partenaire.

5. Intégration dans la Vie Sexuelle

Une fois que vous avez développé vos compétences avec la technique de l'arrêt-redémarrage, vous pouvez l'intégrer naturellement dans votre vie sexuelle pour en tirer le meilleur parti. Voici comment vous pouvez le faire :

5. Intégration dans la Vie Sexuelle

Utilisation Pendant les Rapports Sexuels : Lorsque vous vous sentez prêt à intégrer la technique de l'arrêt-redémarrage dans vos rapports sexuels, commencez lentement. Vous pouvez l'appliquer pendant les rapports sexuels en identifiant votre point de non-retour et en utilisant l'arrêt et le redémarrage pour prolonger le plaisir. Cette méthode peut être particulièrement bénéfique si vous avez l'habitude d'éjaculer rapidement. Commencez par des séances courtes, puis augmentez progressivement la durée à mesure que vous gagnez en confiance.

Pratique des Préliminaires : Les préliminaires offrent une excellente occasion d'intégrer la technique de l'arrêt-redémarrage. Prenez votre temps pour explorer le corps de votre partenaire, en utilisant des caresses sensuelles et des baisers. Si vous ressentez que l'excitation monte rapidement, arrêtez-vous momentanément, respirez profondément et reprenez lorsque l'excitation a diminué. Cette approche favorise une expérience sexuelle plus émotionnelle et plus connectée.

Jeux Érotiques et Fantaisies : Vous pouvez également intégrer la technique de l'arrêt-redémarrage dans des jeux érotiques et des scénarios fantasmatiques avec votre partenaire. Ces jeux peuvent ajouter une dimension excitante à votre vie sexuelle tout en vous permettant de pratiquer la maîtrise de l'excitation.

Communication Ouverte et Consentement : Assurez-vous de maintenir une communication ouverte avec votre partenaire tout au long de l'intégration de la technique de l'arrêt-redémarrage.

Demandez à votre partenaire ce qui fonctionne pour lui et ce qui ne fonctionne pas. Le consentement mutuel est essentiel pour garantir une expérience sexuelle positive.

Progression graduelle : N'oubliez pas que l'intégration de nouvelles techniques sexuelles peut prendre du temps. Soyez patient avec vous-même et avec votre partenaire. Commencez lentement et progressez graduellement pour éviter de vous sentir submergé.

6. Découverte de Vos Propres Préférences

L'intégration de la technique de l'arrêt-redémarrage dans votre vie sexuelle peut vous aider à mieux comprendre vos propres préférences sexuelles. Vous découvrirez comment votre corps réagit à différentes formes de stimulation et comment vous pouvez ajuster votre rythme pour prolonger le plaisir. Cette prise de conscience peut enrichir votre vie sexuelle à long terme.

7. La Communication Comme Clé de la Réussite

La communication ouverte est essentielle lorsque vous intégrez la technique de l'arrêt-redémarrage dans votre vie sexuelle. Soyez attentif aux signaux de votre partenaire, écoutez ses besoins et ses désirs, et partagez les vôtres. Plus vous communiquez, plus vous pouvez ajuster votre pratique pour maximiser le plaisir pour vous deux.

8. L'Exploration Sensuelle Continue

L'intégration de la technique de l'arrêt-redémarrage dans votre vie sexuelle encourage une exploration sensuelle continue. Elle vous amène à ralentir et à savourer chaque moment intime, renforçant ainsi la connexion émotionnelle avec votre partenaire.

L'intégration réussie de la technique de l'arrêt-redémarrage dans votre vie sexuelle peut transformer votre expérience sexuelle en une aventure épanouissante et satisfaisante. Elle offre des avantages tels que le contrôle de l'éjaculation, la réduction de l'anxiété liée à la performance et une intimité plus profonde avec votre partenaire.

Avec de la pratique, de la patience et de la communication ouverte, vous pouvez enrichir votre vie sexuelle et créer des moments intimes inoubliables pour vous-même et votre partenaire. L'endurance sexuelle est une compétence précieuse qui vous permet de profiter pleinement de chaque instant de plaisir.

Chapitre 6

Exercices de Renforcement du Plancher Pelvien

Le renforcement du plancher pelvien est une composante essentielle de l'amélioration de l'endurance sexuelle. Dans ce chapitre, nous explorerons en détail les exercices de renforcement du plancher pelvien, leur rôle dans l'amélioration de l'endurance sexuelle, et comment les intégrer efficacement dans votre routine quotidienne. Ces exercices peuvent apporter des avantages significatifs à votre vie sexuelle, notamment un meilleur contrôle de l'éjaculation, une meilleure érection, et une plus grande satisfaction pour vous et votre partenaire.

1. Comprendre le Plancher Pelvien

Le plancher pelvien est un groupe de muscles situés à la base de votre bassin. Il soutient les organes pelviens, y compris la vessie, le rectum et, chez les hommes, la prostate. Ces muscles jouent un rôle crucial dans diverses fonctions corporelles, y compris la miction, la défécation et, bien sûr, la fonction sexuelle.

2. Rôle du Plancher Pelvien dans l'Endurance Sexuelle

Le plancher pelvien est directement impliqué dans le contrôle de l'éjaculation et le maintien de l'érection. Des muscles pelviens forts permettent de mieux contrôler les réflexes d'éjaculation précoce en empêchant le sperme de sortir trop rapidement. De plus, ils favorisent une circulation sanguine optimale, ce qui peut contribuer à des érections plus fermes et à une meilleure endurance sexuelle.

3. Exercices de Renforcement du Plancher Pelvien

Les exercices de renforcement du plancher pelvien, également appelés exercices de Kegel, sont conçus pour cibler spécifiquement les muscles du plancher pelvien. Voici comment les réaliser :

a. Localisation des Muscles : Pour commencer, identifiez les muscles du plancher pelvien en vous exerçant à arrêter le flux d'urine lorsque vous urinez. Les muscles que vous utilisez pour effectuer cette action sont les muscles du plancher pelvien.

b. Position de base : Vous pouvez faire ces exercices dans n'importe quelle position, que ce soit debout, assis ou allongé. Choisissez celle qui vous convient le mieux.

c. Technique des Contractions : Contractez les muscles du plancher pelvien comme si vous essayiez d'arrêter le flux d'urine. Maintenez la contraction pendant quelques secondes, puis relâchez.

d. Répétitions et Séries : Commencez par faire 10 contractions, en maintenant chaque contraction pendant 5 secondes, puis relâchez pendant 5 secondes. Répétez cet exercice 3 fois par jour. Avec le temps, vous pouvez augmenter le nombre de contractions et la durée de chaque contraction.

e. Progression : À mesure que vous vous sentez plus fort, vous pouvez ajouter des variations à vos exercices de Kegel, comme des contractions rapides ou des contractions tenues pendant de plus longues périodes.

4. Avantages des Exercices de Renforcement du Plancher Pelvien

Les exercices de renforcement du plancher pelvien offrent de nombreux avantages qui peuvent améliorer votre endurance sexuelle :

a. **Contrôle de l'éjaculation** : Des muscles pelviens forts vous permettent de mieux contrôler l'éjaculation en retardant le réflexe éjaculatoire.

b. **Amélioration de l'érection** : Les exercices de Kegel favorisent une circulation sanguine optimale dans la région pelvienne, ce qui peut contribuer à des érections plus fermes et plus durables.

c. **Orgasmes Plus Intenses** : En renforçant les muscles pelviens, vous pouvez augmenter l'intensité de l'orgasme pour vous et votre partenaire.

d. Réduction des Problèmes de Fuites Urinaires : Les exercices de renforcement du plancher pelvien peuvent aider à prévenir ou à réduire les problèmes de fuites urinaires, ce qui est particulièrement bénéfique avec l'âge.

e. Plus grande sensibilité sexuelle : Les muscles pelviens forts peuvent augmenter la sensibilité sexuelle, améliorant ainsi votre expérience sexuelle globale.

5. Intégration des Exercices dans Votre Routine Quotidienne

Pour tirer pleinement parti des exercices de renforcement du plancher pelvien, il est important de les intégrer régulièrement dans votre routine quotidienne. Voici quelques conseils pour vous aider à le faire :

a. Créer une Routine : Choisissez des moments spécifiques de la journée pour faire vos exercices de Kegel, comme le matin, à midi et le soir. Cela vous aidera à les intégrer de manière cohérente dans votre routine.

b. Utiliser des Rappels : Programmez des rappels sur votre téléphone ou placez des notes visibles pour vous rappeler de faire vos exercices.

c. Incorporer dans d'autres activités : Vous pouvez faire des exercices de Kegel pendant que vous êtes assis au bureau, en conduisant ou en regardant la télévision. Ils peuvent être réalisés de manière discrète.

d. Engagement en Couple : Si vous êtes en couple, envisagez de faire les exercices de renforcement du plancher pelvien ensemble. Cela peut renforcer votre engagement envers votre santé sexuelle et créer un lien supplémentaire.

e. Patience et Consistance : Les résultats des exercices de Kegel peuvent prendre du temps à se manifester, alors soyez patient. La clé est la constance dans la pratique.

6. Récapitulation

Les exercices de renforcement du plancher pelvien sont une composante essentielle de l'amélioration de l'endurance sexuelle. Ils offrent de nombreux avantages, notamment un meilleur contrôle de l'éjaculation, une meilleure érection, et une plus grande satisfaction sexuelle. En intégrant ces exercices dans votre routine quotidienne et en les pratiquant de manière cohérente, vous pouvez améliorer votre expérience sexuelle et profiter pleinement de chaque moment intime avec votre partenaire. Le renforcement du plancher pelvien est une compétence précieuse qui peut améliorer votre vie sexuelle à long terme.

L'Alimentation et les Suppléments pour l'Endurance Sexuelle

L'alimentation joue un rôle essentiel dans notre santé physique et mentale, y compris dans notre performance sexuelle. Dans ce chapitre, nous explorerons comment une alimentation équilibrée et certains suppléments peuvent contribuer à améliorer votre endurance sexuelle. Comprendre les aliments et les nutriments qui favorisent une meilleure fonction sexuelle est une étape importante pour optimiser votre vie sexuelle et votre bien-être général.

1. Les Aliments Qui Favorisent l'Endurance Sexuelle

Une alimentation riche en certains nutriments peut soutenir une meilleure endurance sexuelle. Voici les types d'aliments à inclure dans votre régime alimentaire pour maximiser vos performances au lit :

a. Aliments riches en antioxydants : Les antioxydants, tels que les vitamines C et E, aident à maintenir une circulation sanguine saine, ce qui est essentiel pour de bonnes érections. Les agrumes, les baies, les noix et les graines sont de bonnes sources d'antioxydants.

b. Aliments à Base de Protéines Maigres : Les protéines sont importantes pour la santé musculaire, y compris les muscles utilisés pendant l'activité sexuelle. Choisissez des protéines maigres comme le poulet, la dinde, le poisson et les légumineuses.

c. Aliments riches en Oméga-3 : Les acides gras oméga-3 favorisent la circulation sanguine, réduisent l'inflammation et contribuent à la santé cardiaque. Les poissons gras comme le saumon, les noix et les graines de lin sont d'excellentes sources d'oméga-3.

d. Aliments à Teneur Élevée en Zinc : Le zinc est un minéral essentiel pour la production de sperme et la santé sexuelle en général. Les huîtres, les graines de citrouille et les légumineuses sont riches en zinc.

e. Aliments Contenant de l'Arginine : L'arginine est un acide aminé qui peut aider à améliorer la circulation sanguine et la qualité de l'érection. Les aliments riches en arginine comprennent les noix, les graines, le soja et les produits laitiers.

2. L'Hydratation

L'hydratation adéquate est cruciale pour une bonne santé sexuelle. L'eau favorise la circulation sanguine, ce qui est essentiel pour une érection ferme et un bon contrôle de l'éjaculation. Assurez-vous de boire suffisamment d'eau tout au long de la journée pour rester hydraté.

3. Les Suppléments pour l'Endurance Sexuelle

En plus d'une alimentation équilibrée, certains suppléments peuvent soutenir votre endurance sexuelle. Il est important de noter que la prise de suppléments doit être effectuée avec prudence et sous la supervision d'un professionnel de la santé. Voici quelques suppléments qui peuvent être bénéfiques :

a. L'Arginine : L'arginine est un acide aminé qui peut améliorer la circulation sanguine, ce qui peut contribuer à de meilleures érections.

b. Le Ginseng : Le ginseng est une plante qui a été associée à une meilleure performance sexuelle et à une réduction de la dysfonction érectile.

c. Le Zinc : Le zinc est essentiel pour la santé sexuelle et la production de sperme. La prise de suppléments de zinc peut être utile en cas de carence.

d. Les Acides gras Oméga-3 : Si vous ne consommez pas suffisamment d'aliments riches en oméga-3, des suppléments d'huile de poisson peuvent être envisagés pour favoriser une meilleure circulation sanguine.

e. Les Vitamines et minéraux essentiels : Assurez-vous d'obtenir suffisamment de vitamines et de minéraux essentiels dans votre alimentation ou par le biais de suppléments si nécessaire. Les carences nutritionnelles peuvent affecter la santé sexuelle.

4. Les Aliments à Éviter

Tout comme il existe des aliments qui favorisent l'endurance sexuelle, il y a aussi des aliments à éviter pour préserver votre santé sexuelle. Ceux-ci comprennent :

a. Les excès d'alcool : La consommation excessive d'alcool peut perturber la fonction sexuelle et entraîner une éjaculation précoce.

b. Les Aliments Transformés et Gras : Une alimentation riche en aliments transformés et en graisses saturées peut contribuer à l'obstruction des artères et à des problèmes de circulation, ce qui peut affecter la performance sexuelle.

c. L'excès de sucre : Les régimes riches en sucre peuvent entraîner des problèmes de santé, tels que le diabète et l'obésité, qui peuvent avoir un impact négatif sur la fonction sexuelle.

d. La Cigarette : Le tabagisme est lié à des problèmes de circulation sanguine et de santé cardiovasculaire, ce qui peut entraîner des problèmes d'érection.

5. L'Équilibre et la Modération

La clé d'une alimentation saine pour l'endurance sexuelle est l'équilibre et la modération. Plutôt que de se concentrer sur un aliment spécifique, il est important de maintenir un régime alimentaire global équilibré et varié. Évitez les extrêmes et privilégiez les aliments entiers, frais et non transformés.

6. Conclusion

Une alimentation équilibrée et des suppléments bien choisis peuvent jouer un rôle important dans l'amélioration de l'endurance sexuelle. Cependant, il est important de rappeler que l'alimentation n'est qu'un aspect de la performance sexuelle. D'autres facteurs, tels que la condition physique, le bien-être mental et les relations intimes, jouent également un rôle essentiel. En adoptant une approche globale de votre santé sexuelle, vous pouvez optimiser votre endurance et profiter pleinement de chaque moment intime avec votre partenaire.

Chapitre 8

Conseils pour une Vie Sexuelle Épanouissante

Une vie sexuelle épanouissante est le résultat d'une combinaison de facteurs, allant de la communication avec votre partenaire à l'attention que vous portez à votre propre bien-être. Dans ce chapitre, nous examinerons une série de conseils qui vous aideront à améliorer et à maintenir une vie sexuelle saine et épanouissante. Ces conseils couvrent divers aspects, de la communication à la santé physique, pour que vous puissiez profiter pleinement de votre vie sexuelle.

1. Communication Ouverte

La communication est la pierre angulaire d'une vie sexuelle épanouissante. Ouvrir la voie à des conversations honnêtes et respectueuses avec votre partenaire est essentiel. Discutez de vos désirs, de vos besoins, de vos limites et de vos fantasmes. La compréhension mutuelle renforce l'intimité et la confiance, créant un environnement propice à une vie sexuelle satisfaisante.

2. Pratique de la Patience

La patience est une vertu dans la chambre à coucher. Ne vous précipitez pas, prenez le temps d'explorer le corps de votre partenaire, d'apprécier les préliminaires et de vous laisser emporter par le moment présent. La patience favorise une connexion émotionnelle et peut aider à retarder l'éjaculation, ce qui est particulièrement bénéfique pour les hommes.

3. L'Attention à la Santé Mentale

Votre bien-être mental a un impact direct sur votre vie sexuelle. Le stress, l'anxiété, la dépression et d'autres problèmes de santé mentale peuvent interférer avec votre désir sexuel et votre performance. Prenez soin de votre santé mentale en cherchant le soutien nécessaire, que ce soit par le biais de la thérapie, de la méditation ou d'autres méthodes.

4. Maintenir une Bonne Santé Physique

Une bonne santé physique est cruciale pour une vie sexuelle épanouissante. Maintenez une alimentation équilibrée, faites de l'exercice régulièrement pour améliorer la circulation sanguine, et évitez les comportements nuisibles, tels que la consommation excessive d'alcool et le tabagisme.

5. Évitez la Routine

La routine peut être l'ennemi de la passion. Pour pimenter votre vie sexuelle, osez l'expérimentation. Essayez de nouvelles positions, de nouveaux lieux ou des jeux de rôle érotiques. L'exploration constante peut raviver la flamme de la passion.

6. Gardez la Romance Vivante

La romance et l'intimité émotionnelle sont essentielles pour maintenir une vie sexuelle épanouissante. Planifiez des moments romantiques avec votre partenaire, comme des dîners aux chandelles ou des escapades en amoureux. Le maintien d'une connexion émotionnelle renforce votre lien et votre désir mutuel.

7. L'Importance du Préliminaire

Les préliminaires sont souvent négligés, mais ils sont cruciaux pour une vie sexuelle satisfaisante. Prenez le temps de masser, de caresser et de vous concentrer sur les plaisirs sensoriels avant d'aller plus loin. Les préliminaires augmentent l'excitation et la satisfaction sexuelle.

8. Respectez les Désirs et les Limites de Votre Partenaire

Le respect des désirs et des limites de votre partenaire est essentiel. Assurez-vous de toujours obtenir le consentement mutuel avant de poursuivre une activité sexuelle. Respectez les non et soyez à l'écoute des signaux verbaux et non verbaux de votre partenaire.

9. Expérimentez les Fantasmes

Les fantasmes sont une partie normale de la sexualité humaine. Partagez vos fantasmes avec votre partenaire et soyez ouvert à l'exploration de ceux de votre partenaire. Les fantasmes peuvent être une source d'excitation et de plaisir supplémentaires.

10. Apprenez à Gérer les Problèmes Sexuels

Les problèmes sexuels, tels que la dysfonction érectile ou l'éjaculation précoce, sont courants et peuvent être traités. Consultez un professionnel de la santé ou un thérapeute sexuel pour obtenir de l'aide si vous rencontrez des difficultés. Ne laissez pas les problèmes sexuels non résolus nuire à votre vie sexuelle et à votre relation.

11. Soyez Ouvert à l'Éducation Sexuelle

L'éducation sexuelle est un processus continu. Soyez prêt à apprendre et à vous informer sur la sexualité. Des livres, des cours en ligne et des discussions avec des professionnels de la santé peuvent vous aider à mieux comprendre et à améliorer votre vie sexuelle.

12. La Confidentialité et la Discrétion

Respectez la confidentialité et la discrétion en ce qui concerne votre vie sexuelle. Ce qui se passe dans la chambre à coucher doit rester privé entre vous et votre partenaire. La confiance mutuelle est essentielle pour une vie sexuelle épanouissante.

13. Le Respect de Soi

Le respect de soi est la base d'une vie sexuelle saine. Ayez confiance en vous et en votre corps. Apprenez à vous aimer et à vous accepter tel que vous êtes. Le respect de soi renforce la confiance en soi et la satisfaction sexuelle.

14. L'Exploration Continue

La sexualité est un voyage continu. Soyez ouvert à l'exploration et à l'évolution de votre vie sexuelle. Vos désirs et vos besoins peuvent changer avec le temps, et il est important d'adapter votre vie sexuelle en conséquence.

15. N'oubliez pas l'Après-Sexe

L'après-sexe est tout aussi important que l'acte sexuel lui-même. Prenez le temps de vous câliner, de vous embrasser et de vous connecter après l'amour. Cela renforce la connexion émotionnelle et prolonge l'intimité.

En conclusion, une vie sexuelle épanouissante repose sur une combinaison de facteurs, notamment la communication, la santé mentale et physique, la romance et le respect mutuel. En mettant en pratique ces conseils, vous pouvez améliorer votre vie sexuelle et créer une expérience intime et satisfaisante avec votre partenaire. N'oubliez pas que chaque personne est unique, et il est important d'adapter ces conseils à votre propre relation et à vos préférences personnelles.

Chapitre 9

Quand Consulter un Professionnel

Une vie sexuelle épanouissante peut être affectée par divers problèmes et défis, qu'ils soient d'ordre physique, émotionnel ou relationnel. Dans ce chapitre, nous aborderons les signes et les situations dans lesquels il est recommandé de consulter un professionnel de la santé ou un thérapeute sexuel. La prise en charge professionnelle peut être essentielle pour surmonter ces obstacles et retrouver une vie sexuelle satisfaisante.

1. Dysfonction Érectile Persistante

La dysfonction érectile (DE), caractérisée par l'incapacité récurrente à obtenir ou à maintenir une érection suffisante pour une activité sexuelle satisfaisante, est un problème courant chez les hommes. Si vous avez des difficultés persistantes en matière d'érection, il est essentiel de consulter un professionnel de la santé. La DE peut être le signe d'un problème sous-jacent, comme une maladie cardiovasculaire ou un déséquilibre hormonal, qui nécessite une évaluation et un traitement médical appropriés.

2. Éjaculation Précoce Persistante

L'éjaculation précoce, caractérisée par une éjaculation qui se produit trop rapidement après le début de l'activité sexuelle, peut avoir un impact significatif sur la satisfaction sexuelle. Si vous souffrez d'éjaculation précoce persistante, il est recommandé de consulter un thérapeute sexuel ou un professionnel de la santé. Des techniques de gestion de l'éjaculation et des thérapies spécifiques peuvent être utiles pour améliorer le contrôle de l'éjaculation.

3. Problèmes de Libido

Une baisse significative de la libido, ou du désir sexuel, peut être le signe de problèmes sous-jacents tels que le stress, la dépression, des déséquilibres hormonaux ou des problèmes relationnels. Si votre désir sexuel est en permanence faible et que cela affecte négativement votre vie sexuelle, il est judicieux de consulter un professionnel de la santé ou un thérapeute sexuel. Une évaluation approfondie peut aider à déterminer la cause sous-jacente de ce problème et à élaborer un plan de traitement approprié.

4. Problèmes de Satisfaction Sexuelle

Si vous ou votre partenaire avez régulièrement des difficultés à atteindre la satisfaction sexuelle, il peut être utile de consulter un thérapeute sexuel. Les problèmes de satisfaction sexuelle peuvent être liés à des problèmes émotionnels, à des conflits relationnels ou à des problèmes de communication. Un thérapeute sexuel peut aider à identifier les obstacles et à travailler avec vous pour les surmonter.

5. Problèmes de Communication et de Relation

Les conflits, le manque de communication ou les problèmes de confiance au sein d'une relation peuvent avoir un impact négatif sur la vie sexuelle. Si vous et votre partenaire avez du mal à communiquer ou à résoudre des problèmes relationnels qui affectent votre vie sexuelle, la consultation d'un thérapeute conjugal ou d'un conseiller en relations peut être bénéfique. Ces professionnels peuvent vous aider à améliorer votre communication et à renforcer votre connexion émotionnelle.

6. Traumatismes Sexuels ou Problèmes de Santé Mentale

Les traumatismes sexuels antérieurs ou les problèmes de santé mentale, tels que le trouble de stress post-traumatique (TSPT) ou la dépression, peuvent avoir un impact significatif sur la vie sexuelle. Si vous avez vécu un traumatisme sexuel ou si vous souffrez de problèmes de santé mentale qui affectent votre sexualité, il est important de consulter un professionnel de la santé mentale ou un thérapeute spécialisé dans le traitement de ces problèmes.

7. Difficultés Conjugales ou Conflits Persistants

Les difficultés conjugales, les conflits persistants ou la perte de connexion émotionnelle au sein d'une relation peuvent entraîner des problèmes sexuels. Si vous et votre partenaire avez du mal à résoudre des problèmes relationnels qui affectent votre vie sexuelle, envisagez de consulter un thérapeute conjugal ou un conseiller en relations. Le travail sur les problèmes relationnels peut avoir un impact positif sur votre vie sexuelle.

8. Changements Importants dans la Santé Physique

Les changements importants dans la santé physique, tels que la chirurgie, les problèmes médicaux graves ou les traitements médicaux, peuvent avoir un impact sur la vie sexuelle. Si vous ou votre partenaire avez subi des changements significatifs dans votre santé physique qui affectent votre sexualité, consultez un professionnel de la santé pour discuter des ajustements nécessaires et des options disponibles.

9. L'Incompatibilité Sexuelle

Dans certaines relations, les partenaires peuvent avoir des besoins et des désirs sexuels différents qui peuvent entraîner des conflits. Si vous et votre partenaire avez du mal à trouver un terrain d'entente en matière de sexualité et que cela entraîne des tensions, la consultation d'un thérapeute sexuel peut aider à faciliter la discussion et à trouver des solutions adaptées à votre relation.

10. L'Exploration de la Sexualité

Parfois, les individus ou les couples souhaitent explorer de nouvelles dimensions de leur sexualité ou se renseigner sur des pratiques sexuelles alternatives. Si vous envisagez d'explorer des aspects de la sexualité qui vous sont inconnus, consultez un thérapeute sexuel ou un professionnel de la santé sexuelle pour obtenir des informations, des conseils et un soutien appropriés.

En conclusion, la consultation d'un professionnel de la santé mentale, d'un thérapeute sexuel ou d'un conseiller en relations peut être bénéfique dans de nombreuses situations liées à la vie sexuelle. Il est important de rechercher de l'aide lorsque des problèmes persistants ou des défis complexes affectent votre satisfaction sexuelle. Un professionnel qualifié peut vous aider à identifier les problèmes sous-jacents, à développer des compétences et à trouver des solutions adaptées à votre situation personnelle.

Chapitre 10

Récapitulatif et Perspectives d'Avenir

Dans ce dernier chapitre de notre guide "Endurance Sexuelle d'Hercule : Le guide complet pour endurer plus longtemps au lit comme un dieu", nous allons récapituler les principaux points abordés dans l'ensemble du livre et discuter des perspectives d'avenir pour votre vie sexuelle. Nous espérons que ce guide vous a fourni des informations utiles pour améliorer votre endurance sexuelle et votre satisfaction sexuelle.

Récapitulation des Points Clés

Au cours de ce guide, nous avons exploré un large éventail de sujets liés à l'endurance sexuelle et à une vie sexuelle épanouissante. Voici les points clés à retenir :

1. L'importance de l'endurance sexuelle : Nous avons souligné l'importance de l'endurance sexuelle pour une vie sexuelle satisfaisante, ainsi que les nombreux avantages qu'elle offre.

2. Comprendre l'endurance sexuelle : Le chapitre 1 a jeté les bases en expliquant ce qu'est l'endurance sexuelle et en introduisant les concepts clés.

3. Les facteurs affectant l'endurance sexuelle : Le chapitre 2 a examiné en détail les facteurs physiologiques, psychologiques, relationnels et liés au mode de vie qui influent sur l'endurance sexuelle.

4. Techniques pour améliorer l'endurance : Nous avons abordé diverses techniques et stratégies pour améliorer l'endurance sexuelle, notamment la technique de l'arrêt-redémarrage, les exercices de renforcement du plancher pelvien et les méthodes de gestion du stress.

5. L'importance de la communication : Le chapitre 3 a souligné l'importance de la communication ouverte et de la compréhension mutuelle dans une relation sexuelle épanouissante.

6. Conseils pour une vie sexuelle épanouissante : Le chapitre 8 a proposé des conseils pratiques pour améliorer votre vie sexuelle, de la patience à la gestion des problèmes sexuels et des conflits relationnels.

7. Quand consulter un professionnel : Le chapitre 9 a identifié les situations dans lesquelles il est recommandé de consulter un professionnel de la santé mentale, un thérapeute sexuel ou un conseiller en relations pour résoudre des problèmes sexuels ou relationnels.

Perspectives d'Avenir pour Votre Vie Sexuelle

Maintenant que vous avez exploré ces concepts et techniques, il est temps de réfléchir à l'avenir de votre vie sexuelle. Voici quelques perspectives à prendre en compte :

1. Continuer à pratiquer : L'endurance sexuelle est une compétence qui s'améliore avec la pratique. Continuez à mettre en œuvre les techniques que vous avez apprises pour renforcer votre endurance.

2. Communication continue : La communication est essentielle pour entretenir une vie sexuelle épanouissante. Continuez à discuter ouvertement de vos désirs, de vos besoins et de vos limites avec votre partenaire.

3. Évolution de la relation : Les relations évoluent avec le temps. Soyez ouvert aux changements et aux évolutions dans votre vie sexuelle. Explorez de nouveaux fantasmes, désirs et expériences.

4. Soin de la santé : Maintenir une bonne santé physique et mentale est crucial pour votre vie sexuelle. Continuez à prendre soin de votre corps et de votre esprit grâce à une alimentation équilibrée, de l'exercice et des soins appropriés.

5. L'avenir de la recherche sexuelle : La recherche en matière de sexualité évolue constamment, ce qui signifie que de nouvelles découvertes et de nouvelles techniques peuvent émerger à l'avenir. Restez informé sur les développements récents dans le domaine de la sexualité.

6. Perspectives relationnelles : Votre relation avec votre partenaire peut évoluer au fil du temps. Soyez ouvert à l'adaptation et à la croissance ensemble. Continuez à travailler sur la communication, la compréhension mutuelle et la satisfaction mutuelle.

7. Le bien-être sexuel : Rappelez-vous que le bien-être sexuel est une composante essentielle de votre bien-être global. Investissez du temps et de l'énergie dans votre vie sexuelle pour favoriser une satisfaction et un épanouissement continus.

En fin de compte, votre vie sexuelle est une partie importante de votre bien-être général. En utilisant les informations et les techniques présentées dans ce guide, ainsi qu'en restant ouvert aux opportunités d'apprentissage et de croissance, vous pouvez continuer à améliorer votre endurance sexuelle et à profiter pleinement de chaque moment intime avec votre partenaire.

Nous espérons que ce guide vous a été précieux pour comprendre et améliorer votre endurance sexuelle. Nous vous souhaitons une vie sexuelle épanouissante, emplie de plaisir, de satisfaction et de connexion avec votre partenaire. N'oubliez pas que chaque personne est unique, et il est important d'adapter ces conseils à votre propre expérience et à vos préférences personnelles.

Conclusion

En concluant notre voyage à travers "Endurance Sexuelle d'Hercule : Le guide complet pour endurer plus longtemps au lit comme un dieu", nous souhaitons rappeler l'importance fondamentale de l'endurance sexuelle dans une vie sexuelle épanouissante. L'endurance sexuelle n'est pas simplement une compétence à maîtriser, mais plutôt un élément essentiel qui peut transformer vos expériences intimes en moments de satisfaction et de connexion profonde avec votre partenaire.

Nous vous encourageons vivement à mettre en pratique les conseils et les techniques que vous avez découverts tout au long de ce livre. La connaissance est la première étape, mais l'action est la clé de la transformation. En engageant activement ces méthodes, en communiquant ouvertement avec votre partenaire, en prenant soin de votre bien-être physique et mental, vous pouvez réaliser des progrès significatifs dans votre endurance sexuelle.

Nous tenons à exprimer notre sincère reconnaissance envers nos lecteurs pour leur intérêt et leur engagement dans ce voyage d'exploration de la sexualité et de l'endurance. Nous espérons que ce guide a été une ressource précieuse pour vous, vous aidant à comprendre les nombreux aspects de l'endurance sexuelle et à découvrir comment les appliquer dans votre propre vie.

N'oubliez jamais que votre vie sexuelle est unique, tout comme vous l'êtes. Il n'y a pas de norme universelle de performance sexuelle, mais il existe un potentiel illimité pour le plaisir, la satisfaction et la connexion lorsque vous prenez le temps de cultiver votre endurance sexuelle.

Nous vous souhaitons une vie sexuelle épanouissante, riche en moments intimes, en complicité avec votre partenaire et en épanouissement personnel. Continuez à explorer, à apprendre et à grandir, car le voyage vers une endurance sexuelle exceptionnelle est une aventure continue.

Merci de nous avoir accompagnés dans ce voyage. Votre succès dans le domaine de l'endurance sexuelle est notre plus grande satisfaction.

À votre épanouissement sexuel continu et à une vie remplie de plaisirs et de connexions profondes.

Bien à vous,

Dr. Steve JC, Sexologue

Merci d'avoir lu ce livre. Je vous invite à laisser vos avis dans les espaces commentaires.

www.ingramcontent.com/pod-product-compliance
Lightning Source LLC
Chambersburg PA
CBHW070839260726
48660CB00005B/2085